AF314035

TARASSIS

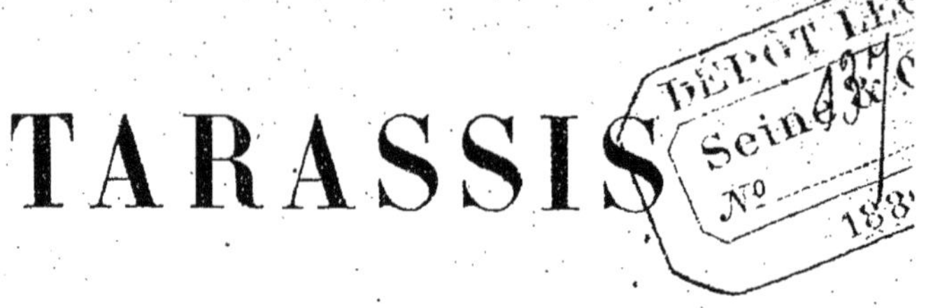

TROUBLES DE L'AME ET DU CORPS

CHEZ L'HOMME

Dans les temps modernes et dans l'histoire

PAR LE

Dr LANOAILLE DE LACHÈSE

Prix : 1 franc 50 centimes.

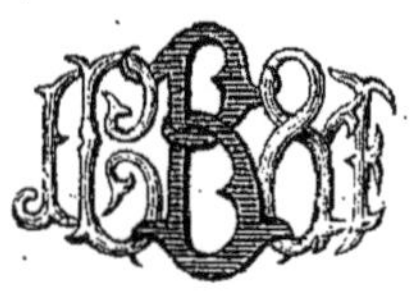

PARIS

LIBRAIRIE J.-B. BAILLIÈRE ET FILS

19, rue Hautefeuille, près du boulevard Saint-Germain.

1886

TARASSIS

TROUBLES DE L'AME ET DU CORPS

CHEZ L'HOMME

Dans les temps modernes et dans l'histoire.

AUTRES PUBLICATIONS DE L'AUTEUR :

Un épisode médical en Algérie (Gazette des hôpitaux et tirage à part, in-8. Paris, 1865.)

De la classification géographique des maladies (Gazette des hôpitaux et tirage à part, in-8. Paris, 1867.)

Les races latines dans la Berbérie septentrionale, in-8. Limoges, Barbou, 1878.

IMPRIMERIE ÉMILE COLIN, A SAINT-GERMAIN

TARASSIS

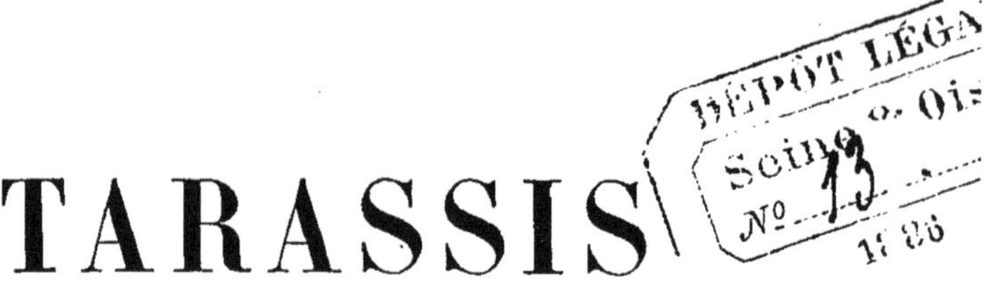

TROUBLES DE L'AME ET DU CORPS

CHEZ L'HOMME

Dans les temps modernes et dans l'histoire

PAR LE

Dr LANOAILLE DE LACHÈSE

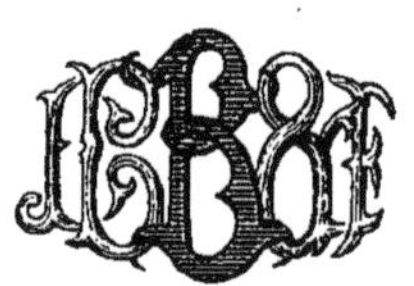

PARIS

LIBRAIRIE J.-B. BAILLIÈRE ET FILS

19, rue Hautefeuille, près du boulevard Saint-Germain.

—

1886

Paris, 7 janvier 1885.

Mon cher camarade,

J'ai présenté, hier, à l'Académie de médecine, votre intéressante brochure sur le *Tarassis* et j'en ai donné un court aperçu que vous trouverez dans le prochain numéro du *Bulletin de l'Académie*. Je vous engage à recueillir les principaux faits qui peuvent s'ajouter aux vôtres et à en former un travail dont le mérite vous appartiendra.

Votre affectionné,

Bⁿ H. LARREY, DE L'INSTITUT.

ACADÉMIE DE MÉDECINE

6 janvier 1885.

La brochure que j'ai l'honneur de présenter à l'Académie, de la part de M. le Dʳ Lanoaille de Lachèse, est une étude intitulée : *Tarassis.* L'auteur appelle ainsi une névrose observée chez l'homme, offrant de l'analogie avec des convulsions épileptiformes et même hystériques.

Il rapporte d'abord deux observations avec les détails, comparables, en effet, aux troubles physiques et moraux de l'hystérie, mot impropre et rejeté autrefois pour le sexe masculin, mais admissible et admis aujourd'hui.

Le mot de *tarassis*, nouveau dans son application, ne serait pas assez significatif s'il ne faisait préjuger la nature de l'affection, bien reconnue désormais, comme étant l'hystérie chez l'homme.

M. Lanoaille de Lachèse croit même à la fréquence de cette névrose dans l'armée, parmi de jeunes soldats suspectés d'abord de simulation, et qui, soumis ensuite à un examen clinique, sont reconnus atteints d'accidents hystériques. Disons toutefois que ces intéressantes recherches mériteraient plus de développements.

Bⁿ H. LARREY.

TARASSIS

TROUBLES DE L'AME ET DU CORPS

CHEZ L'HOMME

Dans les temps modernes et dans l'histoire.

Deux seules observations médicales servaient de base à ma première publication sur le *Tarassis*. Depuis lors, deux autres ont vu le jour dans la *Gazette des Hôpitaux*. Toutes quatre sont reproduites ici. Une cinquième, encore inédite, les accompagne. Leur ensemble forme le corps de mon travail actuel. Compendieusement exposées dans l'ordre chronologique, elles omettent de nombreux détails dont le développement superflu, ou la répétition monotone, rebuterait le lecteur, à qui je n'ai point fait dessein de présenter une description didactique de la névrose. Montrer, par quelques signes caractéristiques indéniables, que bien des hommes pâtissent du *Tarassis* méconnu, et que sa méconnaissance conduit à d'étranges incorrections diagnostiques, tel est le but unique et précis que je désire atteindre.

I

A..., né le 13 octobre 1862. Cultivateur.

Antécédents de famille. — Père, âgé de soixante-deux ans ; asthmatique et goutteux ; tremble. Mère, cinquante-huit ans ; migraines et névralgies. Sœur aînée, trente-deux ans ; varices ; morte en juillet dernier. Frère de vingt-sept ans ; exempté du service militaire pour une affection du genou. Frère de dix-huit ans ; resté petit et fluet ; atteint de migraine ; a été choréique vers l'àge de quinze ans, et fut alors soigné à l'hôpital Saint-Louis. Sœur de seize ans ; bien portante.

Antécédents personnels. — Prétend n'avoir jamais été fort. A eu la migraine ainsi que des vomissements depuis son enfance. Fluxion de poitrine (?) sans gravité en 1882. Fièvre typhoïde soignée à l'hôpital militaire du Gros-Caillou, du 29 janvier au 2 mars 1884. La migraine a disparu dès lors, ne laissant derrière elle que quelques céphalées frontales venant dans la soirée, et une hyperesthésie occipitale qu'exaspère le toucher des cheveux.

État actuel. — Entré à l'infirmerie le 20 mai, quinze jours après son retour d'un congé accordé pour la convalescence de sa fièvre typhoïde, A... n'a guère fait aucun service depuis son incorporation.

Taille, 1^m,70. Tour de poitrine mesuré à 3 centimètres au-dessous des mamelons, 0^m,89. Cheveux et sourcils châtain foncé. Teint pâle. Maintien plein de lassitude.

Anorexie presque complète. Langue nette. Sensation d'empâtement dans la bouche. Tous les aliments ont un goût amer ; ils ne s'égarent pas entre les joues et les mâchoires ; leur déglutition est facile. Les vomissements ont cessé ; il s'en produit toutefois après l'ingestion de l'opium. Pas de constipation.

Aphonie persistante depuis la fièvre typhoïde. Toux rauque, se manifestant à intervalles éloignés par une ou deux saccades. L'examen laryngoscopique est accepté sans action réflexe notable. Rien d'anomal à l'auscultation pulmonaire.

Point d'odorat. Vision correcte ; pas de mydriase. Ouïe diminuée à droite et presque entièrement abolie à gauche, sans lésion matérielle.

Le cathétérisme de la trompe provoque un phénomène synesthésique le long du bord interne du sterno-mastoïdien correspondant (1).

A... éprouve dans les membres, tantôt sur un point, tantôt sur un autre, des sensations variées. Il n'en sait trop préciser le caractère.

La compression des premières apophyses épineuses dorsales, à l'aide de la pulpe des doigts, excite une douleur locale très vive, dont la propagation envahit le côté gauche jusqu'à l'aine. Certains mouvements du malade ont le même résultat ; toutefois on n'observe point de rachialgie spontanée, à proprement parler. On ne découvre pas non plus de sentiment particulier dans les muscles des gouttières vertébrales. Par la compression de l'épigastre, apparaît au pourtour de l'ombilic une sensation extrêmement pénible, qui gagne vite toute la moitié gauche de la poitrine. La pression digitale des fausses côtes gauches est aussi fort importune, de même que celle de la fosse iliaque, où fréquemment éclate en outre tout à coup une hyperesthésie subjective violente, que le moindre contact exaspère encore. Au toucher, le testicule correspondant accuse une sensibilité exagérée.

Rien de pareil ne se voit à droite ; la capacité sensitive de la glande séminale y paraît même émoussée.

Avec une faible diminution, les impressions du tact

(1) Voir une observation qui présente plusieurs points de ressemblance importants avec celle-ci. (*Gazette hebdomadaire de médecine,* juillet 1883, p. 465.)

sont conservées dans tous les points du corps. Pour délicat
que soit un attouchement, il ne saurait échapper au sujet,
qui, les yeux couverts d'un bandeau, reconnaît la présence des objets de petite dimension, d'une tête d'épingle,
que l'on présente à la pulpe de ses doigts. Il perçoit nettement les différences de température.

Cependant la plus grande partie de la surface cutanée
est rebelle à la douleur. Il y a analgésie complète presque
partout à droite. A gauche, on constate que divers espaces
sont demeurés sensibles; il en est même d'hyperesthé-
siés. En dehors de ces régions spéciales, on pince et l'on
pique impunément la figure, le tronc, les quatre membres.
Le malade se dit simplement touché quand une épingle
traverse en séton la peau du bras, des avant-bras, des
cuisses, des jambes. Après le retrait de l'épingle, il ne
s'écoule de sang qu'en des occasions tout à fait exception-
nelles, où un vaisseau de quelque importance a pu se
trouver fortuitement intéressé.

Par la piqûre des lèvres, de la langue, de la muqueuse
buccale, on ne détermine aucune gêne. Il y a perception
de contact, et rien de plus.

Les espaces suivants ont conservé leur sensibilité :

Les deux conjonctives; une bande très limitée au pourtour de l'ouverture extérieure des fosses nasales; la face
gauche de la cloison; la région lombaire, surtout à gauche;
la fesse gauche; le tégument de la paroi abdominale antérieure gauche; la moitié gauche des bourses; la paume
des mains, surtout à gauche ; la plante du pied gauche, en
remontant jusqu'à la malléole interne.

Il existe une asthénie musculaire générale très pro-
noncée. Le malade ne marche qu'avec peine, lentement.
En tirant sur les deux extrémités d'un petit dynamomètre
à crochet, à l'aide des médius, il déplace à grand'peine
l'aiguille de 7^k,500. Il arrive à 10 kilogr..., s'il agit d'une
seule main, tandis que l'instrument est retenu par un aide
à son bout opposé. De la main droite, il apprécie le poids

et la résistance des objets moins nettement que de la main gauche. Il lui arrive de laisser échapper ce qu'il croit bien tenir. Ainsi, quand il coud, son aiguille reste souvent prise dans le tissu à l'instant qu'il pense l'en retirer.

Les mains tremblent dans l'extension.

Anaphrodisie. Organes sexuels d'aspect normal.

Le pouls flotte au voisinage de quarante-six pulsations à la minute. Quelquefois il monte jusqu'à cinquante-huit.

Mouvements de déglutition fréquemment répétés.

Pas d'ataxie locomotrice. Tous les actes physiques soumis à la volonté sont exécutés avec précision les yeux fermés. Sentiment non équivoque de la position effective occupée par les membres dans le lit. Réflexe du genou normal.

Pas de trémulation épileptoïde du membre inférieur. Pas de contracture. Point de spasme de la glotte.

Les muscles réagissent à la faradisation. Un courant faible, perçu au bras gauche, contracte les muscles des deux membres supérieurs sans éveiller de sensation à droite. Plus fort, le courant est senti à droite, pendant qu'il devient douloureux à gauche, où l'on remarque un peu d'hyperesthésie.

Diverses pièces métalliques apposées successivement des deux côtés du larynx n'exercent aucune influence sur la voix, qui ne change point davantage ni dans le cours soutenu, ni au terme prescrit d'un sommeil suggéré. Même insuccès avec l'aimant, comme aussi avec l'électricité. De l'or placé au côté droit du corps, en une région insensible et symétrique d'un espace qui a conservé sa sensibilité à gauche, redonne le sentiment au lieu d'application : ce phénomène survient en quinze secondes au plus, et s'évanouit avec tout autant de rapidité. On ne peut dire qu'il y ait là transfert complet et véritable, car, outre que la sensibilité provoquée n'atteint jamais la perfection de celle de gauche, celle-ci n'est en rien diminuée. Quand on choisit le côté droit du scrotum pour point d'apposition, le crémaster s'anime tout aussitôt d'un mouvement vermiculaire qui dure une demi-minute environ. Si l'on retire le métal dix à quinze secondes après le début de cet acte réflexe, on observe l'apparition très nette de la sensibilité, tandis qu'elle s'est dissipée déjà au moment où le spasme local cesse d'évoluer.

La plupart des troubles morbides décrits ci-dessus existent en permanence. Mais fréquemment surgissent soudain des symptômes divers, à manifestations essentiellement temporaires et variables. C'est ainsi qu'arrivent des périodes de bâillements presque continuels. Parfois encore se montre une soif inextinguible, au cours de laquelle l'urine recueillie, claire, sans trace de sucre, atteint jusqu'au poids de 5 et de 6 kilogr. en vingt-quatre heures (6^k,013, du 18 au 19 juin).

A la visite du 12 juin, A... est en proie à des palpitations tumultueuses : elles durent depuis la veille. L'oreille reconnaît au premier temps un souffle intense vers la pointe, et trouve à la base un bruit de cuir neuf retentissant. Tout rentre dans l'ordre en quelques minutes, à la suite d'une simple application de teinture d'iode sur la moitié antérieure gauche de la poitrine. Il faut voir là, certainement, une influence suggestive.

Les palpitations reviennent plusieurs fois les jours suivants; mais elles ne persistent guère au delà d'un quart d'heure, bien que chaque crise nouvelle s'éteigne en dehors de toute intervention thérapeutique. L'état de calme permet de saisir au cœur un souffle doux et léger, que l'on entend aussi dans les vaisseaux du cou.

Le 19 juin, jour où l'émission de l'urine monte à 6^k,013, il y a du ballonnement abdominal, accompagné d'hyperesthésie : déchirante surtout à gauche, la douleur torture la superficie cutanée comme le sein des masses profondes. Tout esprit non prévenu évoquerait ici une pensée de péritonite. Nouveau recours à la teinture d'iode, dont l'emploi coïncida naguère si parfaitement avec le terme rapide d'une agitation cardiaque désordonnée, et bientôt les émotions pathologiques actuelles se calment à leur tour, quoique avec un peu moins de promptitude qu'il n'était arrivé précédemment.

A... ne rattache son affection à nulle cause occasionnelle déterminée. Point de grande frayeur ne se retrouve dans son passé. Traité toujours avec douceur par ses parents, jamais il ne ressentit aucun chagrin sérieux. De caractère enjoué, sa triste situation ne le préoccupe pas outre mesure : il se montre d'ailleurs pleinement rassuré depuis que, pour lui en imposer la confiance, j'ai nettement affirmé sa guérison à venir. La curiosité qu'inspire son état est loin de lui déplaire. Si on le laissait aller, il serait volontiers prolixe pour expliquer ses sensations ou pour parler de sa famille, bien que son aphonie permanente lui impose les plus grands efforts. Cependant il ne sait préciser l'époque où disparut la sensibilité à la douleur, car il n'avait fait aucune remarque à ce sujet avant mon examen. Pour tout éclaircissement, il rapporte qu'ayant eu occasion de dépecer un mouton, à la moisson de 1883, il vit le sang couler encore de ses mains après qu'il les eut lavées, et fut alors surpris de constater à la région dorsale de la main gauche l'existence d'une entaille profonde dont il n'avait pas éprouvé de souffrance. Comme vestige du traumatisme, il montre une barre cutanée de tissu inodulaire très apparente en travers du deuxième métacarpien. D'un autre côté, à la face plantaire droite où l'insensibilité présente est quasi complète, du talon aux orteils court une cicatrice rectiligne consécutive à une coupure qu'il se fit, il y a trois ou quatre années, en mettant le pied sur une faux. L'accident fut des plus douloureux.

Suivant toute vraisemblance, c'est entre ces deux événements que dut survenir l'anesthésie générale. Succéda-t-elle à une crise convulsive? La chose est difficile à dire, malgré sa probabilité. A… n'a gardé le souvenir d'aucun incident de ce genre, mais il indique le fait significatif que ses parents lui demandèrent un jour pour quel motif il venait de se raidir violemment sur son lit avant de se lever. Comme il n'était pas en situation de comprendre, il ne sut que répondre.

A…, qui appartient à la seconde portion du contingent, a été renvoyé avec sa classe le 25 septembre 1884.

II

B…, né le 7 février 1860 ; cultivateur.

Antécédents de famille. — Père âgé de soixante-cinq ans, atteint de douleurs fugitives dans les membres inférieurs : c'est un alcoolique inconscient ; il ne s'enivre jamais et se croit sobre, mais sous un prétexte ou sous un autre, pour se désaltérer comme pour se « soutenir » dans son travail, à chaque instant il boit plein un verre de vin. Mère morte en 1883, à la suite d'une attaque d'épilepsie (1). Frère aîné (trente ans), de bonne santé : a fait son service militaire comme engagé conditionnel. Sœur morte de méningite (1) à deux ans, en 1858. Frère puîné mort à dix-sept ans d'une affection incertaine, qui avait déterminé l'œdème des membres inférieurs.

Le père et la mère étaient cousins germains.

Antécédents personnels. — A eu des furoncles durant plusieurs années, ainsi que des dartres (?) à la figure et au cou. Pertes de sang par l'anus, venant à une ou deux reprises tous les mois, pendant trois ans, avec une durée de deux ou trois jours chaque fois. Il attribue à un vomitif leur disparition qui eut lieu en janvier 1884, époque à laquelle il fait remonter l'origine de ses souffrances actuelles, tandis

____

(1) Renseignement confirmé par le médecin de la famille.

que, en réalité, il ne semble y avoir eu là qu'une métamorphose aggravante de sa maladie. Pas trace d'hémorroïdes. Dès longtemps avant son incorporation, il vomissait fréquemment, soit au lever, soit après les repas : ces accidents ont continué à se produire pendant les deux premières années de son service militaire, sans qu'il en fût sérieusement incommodé. C'est pour combattre une bronchite qu'il prit son vomitif en janvier dernier.

État actuel. — Taille élevée (1^m,72); apparence physique vigoureuse (0^m,95 de tour de poitrine); fortement musclé; cheveux et sourcils blonds; teint pâle; attitude taciturne et somnolente; peu communicatif avec ses camarades; physionomie attristée par les doutes qu'on lui témoigne sur la réalité de ses souffrances; varices de faible volume, étendues à une grande partie du membre inférieur droit; zone de fines arborisations vasculaires de la peau à la base de la face thoracique antérieure, sans qu'il y ait rien d'appréciable du côté du foie.

Entré à l'infirmerie le 26 mai 1884, après avoir été exempté de service au jour le jour durant plusieurs semaines.

Langue grisâtre; sensation d'empâtement buccal; peu d'appétit; pas de constipation; point d'helminthes.

Température voisine de la normale, qu'elle semble parfois tendre à dépasser de deux ou trois dixièmes de degré (37°,4 à 37°,6).

Cent à cent quatre pulsations chaque matin, sauf dans des périodes de rémission où le pouls se ralentit jusqu'à ne plus battre que 84 fois à la minute (à un seul moment, il a été vu à 75 durant quatre ou cinq jours); palpitations à la moindre émotion, comme au plus petit effort; étourdissements fréquents, qui l'obligent à s'asseoir; ces étourdissements surviennent tantôt sans cause précise, tantôt quand il quitte la position horizontale pour se mettre sur son séant. Jamais de perte de connaissance; rien de notable au cœur, si ce n'est peut-être vers la base un bruit

très doux au premier temps ; léger souffle dans les vaisseaux du cou.

Périodes de bâillements presque continuels ; démangeai-
sons et fourmillements tantôt ici, tantôt ailleurs ; picote-
ments en coups d'aiguilles à la poitrine ; dans les membres,
perceptions subjectives mal définies, qu'il compare à des
bouillonnements ; céphalée à siège variable, au sommet,
aux tempes (sensation d'étau), se montrant durant la veille
et disparaissant pendant le sommeil ; le sommeil ne se pro-
longe guère au delà de trois à quatre heures chaque nuit ;
il survient sans secousse et donne lieu à des rêves bruyants
et parlés ; bouffées de chaleur ; transpirations ; fréquentes
impressions de froid aux membres inférieurs que le toucher ne reconnaît pas toujours ; frissons erratiques, surtout au commencement de la miction, qui débute par un
certain nombre de saccades, avec retentissement douloureux vers les reins ; quelques épreintes pendant la déféca-
tion ; rachialgie spontanée ; douleurs en ceinture ; douleur
très pénible à l'épigastre ; au pourtour des omoplates, sensation vive qu'exaspère le décubitus dorsal ; l'élévation des
bras détermine de la gêne sur les fausses côtes ; courba-
ture générale pendant la marche, principalement aux ge-
noux. Nulle part il n'y a d'hyperesthésie cutanée évidente,
tandis que la compression des masses profondes (organes
de l'abdomen et muscles) est fatigante dans tous les points
du corps : le sujet fuit sous la pulpe du doigt ; son visage
contracté exprime la souffrance. Le mal prend un caractère particulièrement intolérable lorsqu'on explore les premières apophyses épineuses dorsales, les muscles contenus
dans les gouttières vertébrales, les fausses côtes et l'épigastre : épigastralgie, pleuralgie, rachialgie, c'est le « tré-
pied hystérique » de Briquet. La compression est acca-
blante aussi lorsqu'elle porte sur les flancs, surtout à droite :
un sentiment profond d'angoisse se peint alors sur la physionomie. Partout la faradisation musculaire est active-
ment perçue.

Aucune remarque particulière n'est à noter touchant les sens spéciaux : la vue, l'ouïe, l'odorat, le goût, fonctionnent bien. La sensibilité tactile paraît normale ; il en est de même de la sensibilité aux diverses températures. La faculté d'éprouver la douleur semble légèrement émoussée à la peau dorsale des avant-bras, des poignets et des doigts, surtout à gauche. Par places très limitées, on parvient à enfoncer une épingle sans provoquer d'autre impression que celle d'un contact simple ; mais l'épingle ne ressort guère jamais (de dedans en dehors, en séton), sans se faire vivement sentir. Il arrive que quelques rares piqûres ne donnent pas de sang.

Les organes génitaux ont une conformation régulière, et le pénis ne présente pas manifestement les dispositions décrites par Tardieu comme conséquence caractéristique de l'onanisme invétéré, que le sujet a pratiqué toutefois avec activité. La compression testiculaire ne détermine aucune sensation digne de remarque.

Il existe une amyosthénie générale. La traction simultanée des deux mains sur les extrémités du dynamomètre à crochet, suivant le procédé indiqué dans l'observation précédente, ne déplace l'aiguille que de 10 kilogrammes. Cependant B... tirerait davantage sans la douleur que l'effort provoque dans les épaules. Les mains étendues vacillent comme dans l'alcoolisme chronique. Parfois la tête s'agite légèrement, un peu à la manière du tremblement sénile : ce mouvement s'accentue lorsqu'on fixe le regard du sujet sur un point déterminé, comme il arrive dans l'examen ophtalmoscopique, par exemple.

Il n'y a point de trémulation labiale. La parole est nette. Le réflexe du genou est intact. Aucun réflexe exagéré, aucune sensation anomale ne se produit à l'application de l'éponge humide sur les divers points du corps.

Le passage des boissons chaudes, et des boissons froides surtout, est douloureux à l'œsophage, avec répercussion dans le dos. Leur arrivée à l'estomac éveille une sensation

pénible. B... cherche à boire tiède. Par périodes, son alté-
ration est grande : on a pu recueillir alors $3^k,335$ d'urine
en vingt-quatre heures.

B... est intelligent. Il a occupé au régiment divers em-
plois qui dénotent des aptitudes militaires spéciales. Mais
son caractère présente actuellement une certaine tendance
hypocondriaque. Préoccupé de l'état de sa santé, chose du
reste fort naturelle, il fait appel aux panacées du jour. Cette
situation d'esprit n'est pas de date très ancienne. Peu impressionnable dans son enfance, il ne pleurait guère alors,
tandis qu'un changement considérable, incompréhensible
pour sa mère, dit-il, s'est produit en sens contraire chez
l'adolescent, « dès qu'il s'est pu connaître ». Toujours est-il
que mon malade se prend subitement à sangloter lorsque
je lui demande comment il est traité par les siens au foyer
paternel. Pressé de questions, il me confie ses chagrins et
ses douleurs morales en phrases entrecoupées. Il lui faut
subir chez lui les mauvais procédés de son frère aîné, dont
il ne reçut jamais que des semonces et des coups après
avoir peiné à la tâche du matin au soir comme un merce-
naire. Les autres membres de sa famille ont toujours été
bons pour lui. Il songe constamment à son frère mort, à sa
mère, qu'il revoit en rêve chaque nuit travaillant l'un et
l'autre à ses côtés dans les champs. Son émotion redouble
à cette pensée.

Il ne semble pas inutile de noter, sans prétendre établir
là une relation évidente de cause à effet, qu'une sorte de
détente s'est produite à la suite des confidences intimes
que je viens de rapporter et de l'intérêt sympathique
témoigné au malade en cette occasion. Dès le lendemain,
on constate un mieux très appréciable : le sujet devient
plus expansif envers son entourage ; la soif diminue, et la
quantité d'urine rendue baisse parallèlement ($2^k,805$ au
lieu de $3^k,335$) ; l'appétit se relève ; la compression est
moins douloureuse, sauf dans la fosse iliaque droite, où

elle garde toute son acuité ; le pouls est à 84. Avec la promesse d'une permission, qu'il ira passer chez un oncle dont il est choyé, l'amélioration continue à s'accentuer pendant près d'une semaine ; le pouls descend à 75 ; mais, deux jours avant le départ, des troubles variés se manifestent de nouveau.

Afin de préciser en toute netteté la nature exacte du passé morbide de B..., je me suis adressé au médecin de sa famille, qui a bien voulu répondre à mes questions diverses dans une lettre officieusement explicative d'où je détache le passage suivant :

« Avant son incorporation au régiment, il a été pendant près de deux ans dans le même état qu'aujourd'hui. Comme son affection ne le faisait presque pas maigrir, sa famille croyait que la paresse était sa seule maladie et le malmenait en le contraignant à un travail au delà de ses forces. Je suis intervenu bien souvent en sa faveur, mais je n'ai pas été toujours écouté. Quant à ses hémorragies intestinales qui se répétaient à des périodes plus ou moins éloignées, j'ai toujours cru qu'elles tenaient à des hémorroïdes internes. »

Sa permission expirée, B... revient le 30 juillet en présentant une certaine amélioration dans l'ensemble de son état. Il a suivi chez lui un traitement par les vésicatoires volants camphrés et morphinés, et par le bromure de potassium.

Mon malade est repris à l'infirmerie, où le mieux se dessine de jour en jour sans aucune aide thérapeutique : le pouls baisse peu à peu ; les troubles hyperesthésiques s'émoussent graduellement. Aussi, comme les exigences du service militaire sont modérées en ce moment de l'année (septembre), je ne tarde pas à prononcer la sortie de B..., dont la situation morale va trouver à sa compagnie le secours d'une existence moins monotone que celle de l'in-

firmerie. Son organisme y poursuit aujourd'hui l'évolution
vers la santé dans laquelle il s'est engagé pour une période
ou longue ou éphémère, qu'on ne saurait en rien déter-
miner encore.

III

Par leur physionomie générale, les deux observations
qui précèdent ne paraissent offrir aucun rapport entre elles.
Trouvent-elles un lien commun dans leur essence, et de
quoi s'agit-il en réalité pour chacune d'elles?

A cette double question, la réponse ne serait point douteuse si mes deux malades étaient des femmes.

« Jusqu'à présent, on a peu vu l'hystérie chez l'homme,
parce qu'on n'a pas voulu l'y voir, » disait Briquet en
1859 (1). Depuis lors, on ne l'y a guère vue davantage,
semble-t-il. Un auteur, non sans réputation, a même nié
son existence d'une façon absolue. Suivant M. Bouchut, en
effet, « l'homme éprouve quelquefois des attaques convulsives semblables à celles de l'hystérie, avec la sensation
de boule au cou, mais cela est rare, et ces convulsions ne
sont pas autre chose que l'épilepsie modifiée » (2). Bien
qu'émis sans réserve, l'aphorisme ne laisse pas moins après
soi un vague léger sur ce que l'on doit entendre au juste
par « épilepsie modifiée ».

La vérité est que tout ici se réduit à une question de
mot. De par le mot, il a été impossible, durant de longs
siècles, de saisir dans l'hystérie autre chose qu'une souffrance de l'utérus. Cette erreur, enfin reconnue pour ce
qui concerne particulièrement l'organe féminin de la géné-
ration, s'impose maintenant encore pour le sexe.

1) Briquet, *Traité clinique et thérapeutique de l'hystérie*. Paris, J.-B.
Baillière.

(2) *Dictionnaire de médecine et de thérapeutique*, par Bouchut et Des-
prés. Paris, 1883, Germer Baillière.

Telle est l'influence des mots sur les idées qu'un homme qui connaît plusieurs dialectes n'élabore vraiment avec fruit ses pensers intérieurs que dans sa langue maternelle, dans la langue qu'il possède le mieux. Mais il est en situation de reconnaître que des nuances multiples de ressouvenir, familières à un idiome où elles trouvent leur traduction précise, sont à peu près inconnues dans un autre, qui n'a pas de signe tangible pour les exprimer.

Sans un effort laborieux de l'entendement, comment jamais songer à l'existence de l'hystérie masculine? Le terme d'hystérie, insuffisant et mauvais déjà pour la femme, prend une physionomie étrange quand on s'avise de l'appliquer à l'homme. D'instinct, on le repousse à l'occasion, trouvant alors beaucoup plus simple et beaucoup plus naturel de voir par manière de métaphore, avec M. Bouchut, une « épilepsie modifiée », que d'envisager franchement, avec Briquet, une hystérie sans épithète ; c'est-à-dire que, à défaut d'un mot convenable pour exprimer sa pensée, on se leurre l'esprit à l'aide d'un assemblage de mots tout dépourvu de signification.

Oui, sans conteste, il est une entité morbide commune aux deux sexes, qui n'a pas su rencontrer son nom. Plus souvent observée sur la femme que sur l'homme, elle se manifeste par des troubles fonctionnels de l'âme et du corps, variés à l'infini suivant les individus qui en sont affligés. Le mot de *Tarassis* mis en tête de mon écrit ne prétend à autre chose qu'à rappeler cet état indéfinissable de désordre physique et moral. Je suis loin de le croire à l'abri de toute critique. On peut ainsi lui adresser le reproche très sérieux d'avoir été précédemment employé pour désigner une affection locale sans rapport d'aucune sorte avec la névrose protéiforme dont il s'agit ici. Mais, outre qu'il est aujourd'hui à peu près oublié dans son acception ancienne, je le présente sous une orthographe française un peu différente de celle qu'il possédait en oculistique, orthographe qui lui garde comme avantage secondaire la douceur primordiale de sa prononciation antique. Il a surtout en sa faveur de ne pas préjuger grand'-chose ; qualité négative qui même deviendrait vite un inconvénient si par son influence l'observateur, après avoir si longtemps refusé de discerner l'hystérie chez l'homme, allait, dans un excès contraire, se laisser entraîner désormais à découvrir partout, au moindre symptôme, des malheureux convaincus de tarassis parfaitement caractérisé.

Que l'on adopte cette dénomination ou qu'on en choisisse une autre, l'essentiel est de se persuader que l'affection est commune chez l'homme, où l'on doit la rechercher avec assurance, aussi bien que chez la femme. De toute nécessité, un jour il en sera de l'hystérie comme il en a été précédemment de la presbytie, par exemple. De par son nom, la presbytie constituait naguère un apanage incontesté de la vieillesse : on n'hésite plus à mettre des verres convexes devant les yeux de tout jeunes enfants depuis que cette infirmité de l'âge est devenue simple condition particulière de l'hypermétropie.

Quoi qu'il en soit, le tarassis est fréquent dans le sexe masculin. Bien des médecins militaires ont occasion de le constater sur leurs recrues de chaque année. Au préjugé seul on doit de ne le découvrir presque jamais, ni dans les cas indécis, ni dans ses manifestations les plus évidentes. Que de fois, après avoir cru d'abord à la simulation, n'envoie-t-on pas à l'hôpital un malade agité « d'accidents nerveux hystériformes ». Dès l'entrée en son nouveau milieu, le pauvre névropathe est derechef examiné avec une certaine curiosité défiante. Puis, quelque temps écoulé, et comme par lassitude, il devient l'objet d'un envoi en convalescence. A l'expiration du congé, il rentre au corps le plus ordinairement sans que se soit produite aucune modification sérieuse dans la marche de sa névrose, et, si tant est que sur ces entrefaites l'heure de la libération ne l'ait pas surpris en route, on prend enfin la détermination de le proposer pour la réforme, en raison de ses crises épileptoïdes maintes fois constatées. Crises d'allure bizarre, dont les manifestations extraordinaires soulèvent, touchant leur nature positive, des doutes légitimes que tout praticien doit avoir souci de faire disparaître à l'avenir.

Souvent, à vrai dire, le motif de la réforme se présente sous un autre aspect. C'est alors communément le rhumatisme musculaire chronique qui entre en scène.

Il importe en effet de savoir que la forme non convulsive du mal, forme éminemment insidieuse, existe dans l'armée avec plus de fréquence peut-être que la modalité convulsive. Car le Conseil de revision exempte du service militaire, après enquête, comme frappés d'épilepsie confirmée par la notoriété publique, la plupart des conscrits en puissance de tarassis convulsif ; tandis que, dans le cas contraire, les membres de cette assemblée, se trouvant sans donnée précise pour asseoir leur jugement, prononcent presque toujours l'admission des jeunes gens dont les troubles intérieurs ont conservé jusque-là une attitude silencieuse pour le vulgaire.

IV

Le contingent de 1884 m'a fourni mon lot de tarassiques. Ils ne se présentent pas tous avec un égal degré d'évidence, cela va sans dire. Chacun d'eux a son cachet particulier, mais pas un ne laisserait place au moindre doute s'ils relevaient directement du sexe féminin. Toutefois, dans un sujet comme celui-ci, où de nombreuses convictions flottent encore incertaines, l'essentiel est de produire des faits indiscutables pour entraîner la persuasion. A ce point de vue, l'un de mes malades présente un intérêt particulier. C'est son histoire que je vais conter, en la résumant aussi brièvement qu'il me sera possible de le faire sans être obscur ou incomplet.

C... naquit le 1ᵉʳ avril 1863 dans un petit bourg de
l'Aube. Il exerçait naguère la profession de bonnetier.

Le seul antécédent de famille important à noter se retrouve chez le père, qui fut alcoolique et grand fumeur.
Cet homme a succombé à une angine de poitrine.

Quant aux antécédents personnels, C... a une conduite
régulière : il est sobre. Aux premiers temps de son enfance, il eut des convulsions. Des défaillances subites se
sont produites à diverses reprises pendant l'adolescence.
Il commença à souffrir dans le dos dès l'âge de dix ans, lorsqu'il se courbait pour écrire. La lecture lui donnait aussi
des céphalées frontales. Depuis cinq années, il a été traité
pour un mal de Pott à l'aide de vésicatoires et de cautéri-
sations ignées, dont on retrouve les empreintes au long de
la colonne vertébrale. En 1884, il eut à souffrir d'un zona,
qui a laissé sa trace sur le côté gauche de l'abdomen.

État actuel; côté physique. — Taille, 1ᵐ,60; périmètre
thoracique, 0ᵐ,81; bonne musculature; teint pâle.

A la moindre pression, les premières apophyses épineuses dorsales, dont aucune ne forme de proéminence
appréciable sur ses voisines, accusent une sensibilité excessive avec retentissement modéré vers l'épigastre. Sous
l'influence de la douleur ainsi provoquée, la colonne vertébrale ondule et fléchit en arrière avec tout autant de sou-
plesse qu'elle en montre dans la névralgie spinale. Le mal
de Pott, même au début, est loin de permettre une aussi
grande mobilité et un tel luxe de mouvements. Nulle douleur en ceinture ne fut remarquée par le malade à aucune
époque.

La moitié gauche des téguments est insensible à la douleur. Conformément à une règle presque absolue, le sujet
ne soupçonnait pas ce fait avant l'examen médical. A la
face, à la langue, au cou, au thorax, à l'abdomen, au membre supérieur, au membre inférieur, une épingle profon-
dément enfoncée dans la peau ou dans la muqueuse, déter-

mine une sensation de contact sans produire de souffrance. Cependant elle se fait vivement sentir au niveau de la région sacro-lombaire, particularité que j'ai notée à divers degrés d'évidence dans nombre d'observations similaires.

Partout persiste le tact; mais il se montre émoussé partout. A gauche, le sentiment musculaire est engourdi, et la main laisse parfois échapper les objets, quand l'attention se porte ailleurs. Les différences de température sont moins exactement appréciées du côté gauche que du côté droit. Des constatations analogues se retrouvent dans le chatouillement et dans le passage des courants électriques faibles. Si les courants augmentent d'intensité, au contraire, la douleur profonde qu'ils déterminent vers les masses musculaires se supporte encore à droite alors qu'elle devient intolérable à gauche. Il y a là une hyperesthésie sous-cutanée que la compression digitale réveille, elle aussi, en divers points du corps, principalement à l'épigastre, au niveau des fausses côtes, dans le flanc et sur le testicule gauches.

Le membre inférieur gauche, un peu traînant à la marche, trahit la coexistence d'une légère parésie.

Le pouls, régulier, ne descend guère au-dessous de 90 pulsations à la minute. Faible voussure précordiale. Point de bruit anormal dans l'organe central de la circulation.

Transpirations axillaires abondantes.

Des envies de vomir, rarement suivies d'effet ou n'aboutissant qu'à une petite gorgée de liquide, se montrent par périodes, qui alternent avec des époques d'épreintes fécales insuffisamment justifiées.

Des insomnies plus ou moins prolongées tourmentent le malade, qui les attribue à ses douleurs de dos. Elles cèdent à la suggestion. C'est d'ailleurs un résultat que l'on obtient avec facilité chez la plupart des tarassiques, après une courte éducation préliminaire. Point n'est besoin pour cela d'assister à leur petit coucher; il suffit de leur donner les instructions nécessaires pendant un sommeil de quelques instants, provoqué à une heure quelconque de la journée.

Au repos hypnotique, le bras gauche s'agite de secousses électroïdes perceptibles à peine.

Le côté droit est sain dans toute son étendue, avec un léger retard, peut-être, pour les divers modes de sensations.

A gauche comme à droite, on ne constate aucun trouble ni du goût, ni de l'odorat, ni de l'ouïe, tandis qu'il existe une amblyopie binoculaire très accentuée. J'ai présenté le sujet à M. Charcot. Après m'avoir fait l'honneur de confirmer pleinement mon diagnostic, le professeur de la Salpêtrière a prié M. Parinaud de procéder à l'examen du champ visuel, que cet habile praticien a trouvé réduit dans une proportion considérable, avec la particularité, déjà signalée par lui comme caractère presque spécial à l'affection, que le cercle du bleu se trouve beaucoup plus diminué que le cercle du rouge.

Ainsi qu'il arrive souvent dans la phase d'état, l'appétit génital est des plus modérés. Mes recherches sur ce point de physiologie pathologique ont toujours provoqué des réponses nettement affirmatives dans le sens d'une anaphrodisie plus ou moins accusée. Il n'y a pas à suspecter ici la bonne foi du tarassique, parce que l'amour-propre de l'homme jeune ne le disposa jamais à tirer vanité de son impuissance.

Pour terminer, je note une nouvelle et toute récente poussée de zona au pavillon de l'oreille gauche, douloureux malgré l'hémianesthésie.

État actuel; côté mental. — La matière commande une grande réserve. On ne saurait trop s'y tenir en garde contre soi-même et se défier de sa propre sagacité. Cependant les auteurs qui procèdent à l'étude attentive du tarassis féminin relèvent tous des bizarreries dans l'attitude morale de leurs clientes. En est-il de même chez l'homme ? Oui, sans doute, et les conditions spéciales dans lesquelles j'observe ont, antérieurement déjà, mis à ma disposition un petit nombre de constatations du même ordre. Mais, sous ce rapport, l'exemple actuel reste à peu près infécond ; tout au plus y découvre-t-on deux ou trois indications vagues, auxquelles il serait puéril de vouloir accorder une signification exagérée.

Le lecteur jugera.

Et d'abord, C... montre toute indifférence pour la gravité du mal dont il se croit atteint. Il dépeint le noir tableau de sa carie vertébrale et de son affaissement prochain avec une étonnante sérénité. Le contraste qui existe entre le sujet de son discours et la façon dont il le traite a quelque chose de plaisant.

En second lieu... Mais c'est ici surtout qu'il faut craindre d'attacher une importance trop grande à la valeur de la remarque.

Voici le fait :

Comme je demandais un jour à mon tarassique si, d'aventure, il se sentait impérieusement dominé par le besoin d'une excitation génitale solitaire excessive: « Je suis marié », répliqua-t-il incontinent.

Ainsi, malgré la modération de son appétit viril, C... se trouva capable de séduire à son heure ; puis, afin de régulariser par avance la position à venir d'un enfant aujourd'hui plein de vie, il se maria en 1883, avant d'avoir satisfait au service militaire. Et c'est sous les dehors de la plus entière insouciance qu'il subit une situation de famille faite pour lui causer des préoccupations sérieuses. Loin de la mettre en relief, avec le dessein de m'apitoyer sur son sort, il ne me l'a révélée qu'incidemment et par hasard.

Tout cela est-il ordinaire ?

Troisièmement enfin, la tendance au mensonge sans motif apparent, si fréquemment consignée dans la littérature médicale, s'est fait jour au moins une fois pour le cas présent.

Alors, en effet, que je me livrais à la recherche des antécédents héréditaires, le malade ne mit aucune hésitation à m'affirmer que son père avait toujours vécu comme un modèle de sobriété. Or, le médecin de la famille m'a montré depuis ce qu'il fallait penser d'une telle assertion. Contraint ainsi de confesser la petite imposture dont il s'était rendu coupable envers moi, C... n'y est arrivé que par des phrases entortillées sous toutes sortes de circonlocutions. Il n'a point le culte de la vérité. Certes, je devais m'en douter, pour avoir lu dans quelque endroit jadis :

> Et je sais même sur ce fait
> Bon nombre d'hommes qui sont femmes.

V

D..., engagé volontaire; vingt et un ans; sous-officier.

Pas d'antécédent de famille, si ce n'est que le père appartient à la catégorie banale des alcooliques inconscients, dont l'abondance proportionnelle croît à mesure que l'on gravit l'échelle sociale; bien des maux humains revendiquent cet état antérieur au nombre de leurs causes héréditaires.

Pour antécédents personnels, de fréquentes épistaxis survinrent entre sept et dix-huit ans. Leur disparition coïncida avec l'évolution d'une fièvre typhoïde.

Caractère impressionnable. Esprit intelligent.

Ni défaillances, ni crises convulsives à aucune époque.

Ses débuts militaires furent satisfaisants. Déjà depuis six mois il fonctionnait comme fourrier, lorsque, le 25 mai 1884, à la suite d'une émotion pénible, il éprouva des douleurs vives dans la région abdominale droite, avec facies péritonéal alarmant, qui déterminèrent son envoi à l'hôpital, où il reçut ultérieurement un congé de convalescence de deux mois, accordé pour péritonite aiguë et anémie consécutive.

Seconde entrée à l'hôpital le 30 octobre, dans des conditions identiques à celles de la première fois. Puis, après trois semaines de soins pour pérityphlite, nouveau congé de deux mois.

Ces incidents morbides répétés ne laissaient pas de me préoccuper. S'agissait-il du tarassis? Je projetai de m'en assurer à l'occasion prochaine, persuadé qu'elle ne se ferait pas attendre longtemps, quand le sujet serait de retour.

En effet, une crise douloureuse, reproduction exacte des précédentes, éclata le 2 avril 1885 ; elle apparut tant émouvante que le médecin appelé, non instruit de la situation, jugea indispensable l'envoi d'urgence à l'hôpital. Le malade m'échappait dès lors. Mais, après quarante-cinq jours de traitement pour typhlite, il consentit à rentrer au corps sans prendre de convalescence, et voici ce que j'ai noté depuis :

De constitution un peu délicate (tour de poitrine $0^m,78$, pour une taille de $1^m,65$), D..., encore affaibli par les circonstances récentes, présente à la surface abdominale, surtout dans sa moitié droite, des traces nombreuses de sangsues, consécutives à des applications multiples. Il a une hémianesthésie droite, et ne dissimule point la surprise que lui en cause la constatation, car, malgré sa vivacité intellectuelle, suivant la règle il vivait inconscient de cette particularité. Maintenant il s'explique pourquoi, dans des moments de distraction, son arme a plusieurs fois glissé de sa main.

La plupart des symptômes présentent beaucoup de mobilité. Ainsi, l'on obtient aisément le transfert, qui s'opère même parfois sans cause appréciable. Le champ anesthésié s'étend ou se resserre. Ou bien la vue est nette ; ou survient de l'amblyopie monoculaire, avec diplopie et micropsie correspondantes. Ordinairement localisées dans le flanc droit, les douleurs cèdent avec une facilité merveilleuse (le mot n'est pas trop fort) à une simple friction manuelle, dont le premier contact néanmoins, pour léger qu'il soit, affecte toujours péniblement l'hyperesthésie locale. D'après D..., pareil résultat fut obtenu à diverses reprises par des applications de collodion, pendant qu'il se trouvait en convalescence. Ici et là, est-ce autre chose que de la thérapeutique suggestive? Des moyens analogues ont également calmé une céphalalgie frontale violente, accompagnée de nausées, d'insomnie et de bouleversement des traits du visage. La température reste normale. Une faible lassitude succède seule aux souffrances aiguës.

Les exercices physiques provoquent une transpiration abondante sur la moitié gauche de la tête et du cou, tandis qu'à droite les régions symétriques s'humectent à peine. Le col de la chemise, comme l'intérieur de la coiffure, témoignent alors du phénomène avec netteté.

Également à gauche, l'odorat fait défaut.

Poussée à un certain degré, la faradisation devient plus douloureuse sur le membre parésié que sur le membre sain.

Voilà donc un nouvel exemple de l'intérêt qui s'attache à la reconnaissance opportune du tarassis, car il ne saurait être indifférent d'apaiser un névropathe sous l'imposition des mains, ou de l'énerver davantage par une médication débilitante. Et comme « la forme non convulsive du mal, forme éminemment insidieuse, existe dans l'armée avec plus de fréquence peut-être que la modalité convulsive », le médecin militaire, singulièrement, est tenu de savoir la découvrir. Cela présente quelque difficulté, sans doute. Rien de surprenant à ce que les troubles du cas actuel aient su dérober successivement leur essence à la pénétration scientifique de trois praticiens d'élite. Mais tout embarras tombera bientôt pour quiconque voudra « se persuader que l'affection est commune chez l'homme, où l'on doit la rechercher avec assurance aussi bien que chez la femme ». Ma conviction intime touchant ce point parti-

culier de la pathologie m'a permis de trouver sa confirma-
tion quatre fois en moins d'une année parmi neuf cents
jeunes hommes presque tous vigoureux. Encore nombre
d'états larvés ont-ils été laissés de côté. Nul de mes sujets
n'a frappé l'attention par le bruit ou par le tumulte de ses
attaques. Toujours le mal s'est révélé sous des dehors
relativement silencieux.

Des faits comparables aux miens doivent couver un peu
partout dans l'armée. Est-il même téméraire de conjec-
turer que certains corps d'Afrique jouissent sous ce rapport d'une faveur particulière?

Au surplus, les observations intéressantes se multiplient
en dehors du monde militaire. Qui donc, naguère, avant
les conférences lumineuses de M. Charcot, soupçonnait
en France la nature primordiale de nombreuses paralysies
énigmatiques, écloses sans crise convulsive après des
traumatismes variés? Tout n'est point dit. L'avenir nous
ménagera des révélations inattendues jusqu'au jour où la
grande-névrose aura conquis pour jamais sa place im-
mense dans le cadre nosologique.

VI

Le samedi 28 novembre 1885, E..., né à Bourges le
14 avril 1866, prit place comme malade dans un des grands
hôpitaux de Paris. L'appréciation médicale de son cas n'é-
tait point sans présenter quelque difficulté. Eu égard à sa
profession de peintre en bâtiment, on dut songer à l'alcoolisme, à l'intoxication saturnine, qui, néanmoins, furent
successivement rejetés pour conclure à la dilatation stoma
cale, lésion non douteuse assurément, mais dont l'intensité
modérée ne justifiait pas d'une façon convaincante le recours d'un adolescent aux soins de l'assistance hospitalière.

Sous l'impression des diverses péripéties de l'interroga-
toire, j'avais acquis la presque certitude que l'on se trou-

vait en présence d'un tarassique. Cependant, comme j'étais
inconnu dans le service, où je pénétrais pour la première
fois, je crus devoir m'abstenir momentanément d'émettre
aucune opinion, et je réservai la communication de ma
pensée pour un entretien particulier ultérieur avec le médecin traitant. S'il n'accepta point d'abord mon sentiment
sans marques d'incrédulité, l'instant d'après, au lit du malade, toute trace de doute ne s'en évanouissait pas moins de
son esprit.

De constitution débile, E... porte à la région sous-maxil-
laire gauche un large stigmate de strumes. Le 7 octobre 1881,
après un excès isolé d'absinthe, il fut pris de crises nerveuses avec perte de connaissance, mal qui, dans la suite,
se reproduisit fréquemment, et jusqu'à quatre fois par
jour. Puis, peu à peu, les rémissions augmentèrent de
durée. Précédée d'un apaisement de huit mois, la dernière
manifestation convulsive remonte elle-même à six mois en
arrière, et vint après une vive contrariété.

Actuellement : pas d'action réflexe sous l'impression du
doigt introduit dans la gorge jusqu'à l'épiglotte ; perte presque totale du goût et de l'odorat ; diplopie et micropsie
droites ; parésie auditive du même côté ; point hyperes-
thésique vers les dernières épineuses dorsales ; épigastralgie ; sensibilité costale inférieure et sensibilité iliaque
très exagérées à gauche, sous la moindre pression ; insensibilité presque complète à la douleur dans toute l'étendue
des téguments de la moitié droite du corps, où cependant
le tact, bien qu'amoindri, persiste suffisamment. De ce
même côté, tous les muscles des membres sont parésiés :
la main droite ne donne que 10 au dynamomètre à pression digitale, alors que la main gauche atteint 40 ; la jambe
traîne un peu dans la marche, surtout pour les premiers
pas. Parallèlement, on constate une légère diminution du
sentiment musculaire ; du sentiment musculaire, et non
du « sens musculaire », locution vicieuse dont on déplore

l'emploi dans l'enseignement d'hommes autorisés. Le sens et le sentiment, en effet, ressortissent à deux ordres de perceptions qui diffèrent entre elles au degré de l'objectif et du subjectif. Mais, il semble qu'une fatalité ait voué cette affection à la confusion du langage. Bref, le sentiment musculaire, impression tout inconsciente ressentie dans sa plénitude par l'homme en santé, n'est que faiblement atteint chez ce malade. A peine tâtonne-t-il, sous l'occlusion oculaire, pour toucher à volonté de la main droite les divers points de son corps. Il sait où se trouvent ses membres dans son lit, perception qui lui vient aussi en quelque mesure de l'action tactile sur les draps.

Amoindrissement du toucher, diminution du sentiment musculaire, amyosthénie, sont trois causes dont la réunion chez E... troubla suffisamment sa précision manuelle dès la première attaque pour l'obliger à quitter la profession de dessinateur qu'il exerçait alors. Après dix-huit mois de soins, pris en famille et dans les hôpitaux, où, dit-il, on le considéra comme épileptique, il s'est fait peintre en bâtiment, métier auquel il doit aussi renoncer aujourd'hui, parce qu'il ne peut plus tenir les bras en l'air, et parce que son pinceau lui échappe des mains.

Voilà pour l'ensemble des caractères somatiques les plus importants.

Quant au côté mental du sujet, l'esprit en est fantasque comme celui de bien des femmes. Rarement les hommes atteints de tarassis offrent un pareil degré d'évagation, car la grande-névrose les rend pour la plupart aussi taciturnes qu'elle fait les femmes évaporées.

VII

Tarassiques de toute condition peuplent la campagne et la ville ; chacun en conviendra bientôt, une fois passée la première surprise. Je n'éprouverais nulle difficulté d'entasser observation sur observation ; mon travail y gagnerait moins en intérêt qu'en longueur.

Sommes-nous donc en présence d'une maladie nouvelle, ou d'une affection qui ait augmenté de fréquence à notre époque ?

La maladie n'est pas de création récente. On la retrouve dans le passé par de nombreux exemples méconnus jusqu'ici, ou mal interprétés ; j'en relaterai tout à l'heure quelques-uns des plus remarquables. Aucune donnée précise ne permet d'évaluer sa fréquence relative, aux divers âges de l'humanité ; seulement, il est à croire que les grandes causes dont on admet l'influence sur la multiplication moderne des affections nerveuses en général ne restent point indifférentes à l'éclosion du tarassis et à son perfectionnement. Notre temps en connaît deux principales ; elles ébranlent le système nerveux en portant leur action, l'une directement sur l'organe, l'autre sur la fonction. C'est d'un côté l'alcool, ainsi que chacun sait, et de l'autre une éducation trop littéraire, ou plutôt une éducation littéraire dépravée en ses principes, qui cultive l'imagination aux dépens du jugement, enseigne l'art de prendre les mots pour des faits, déroute partout la raison, représente les sophismes outrés comme productions avérées du sens commun. Par là s'explique l'affaissement des classes réputées dirigeantes naguère : comme elles ne recherchent d'autre nourriture intellectuelle que la lecture passionnée d'une presse byzantine, leurs dehors d'apparente gravité recouvrent un fond frivole insondable, où gît le secret de leur impuissance énervée. Cependant, rien n'autorise à penser que le tarassis soit très sensiblement influencé par cet agent psychique. Au contraire de l'épilepsie, qui conduit à la démence, il est compatible jusque dans l'extrême vieillesse avec une intelligence vaste, et une incontestable supériorité de caractère. Promoteurs d'idées nouvelles, puissants agitateurs d'hommes souvent en ont gémi ; et peut-être ne vont-ils

jamais sans quelque parcelle du mal, car c'est surtout par
eur énergie contagieuse de vertige qu'ils entraînent les
masses populaires. Pour eux, la mort tragique n'est pas
chose.inouïe.

Quand on lit les œuvres de Jean-Jacques Rousseau, ses
Confessions, sa *Correspondance;* qu'on l'entend parler du
mal indéterminé dont il souffrit durant toute son existence; qu'on le voit répandre « des torrents de larmes »;
qu'on écoute ses lamentations éloquentes; qu'on le suit
dans les méandres de son esprit inquiet, l'on ne saurait se
défendre de méditer en lui sur la grande-névrose.

Sans trop s'écarter de la matière, il est intéressant de
noter au passage que la science moderne verra, dans le cas
de Jeanne d'Arc, un précédent à la multiplication des
images suggestives développées chez les grandes hypno-
tiques, par progression géométrique jusqu'à l'infini, au gré
de l'expérimentateur: « Jeanne dit et confessa qu'elle
avait eu des apparitions qui venaient fréquemment à elle
en grande quantité et en minime étendue (1). Ce dont je
me souviens le mieux, c'est que, d'après son dire, ses
apparitions venaient en grande multitude et en minime
étendue » (2).

En décrétant Mahomet d'épilepsie, l'histoire a calom-
nié le tempérament du grand prophète. Dès son jeune
âge, il étonnait par sa manière d'être. Plus tard, dans des
visions, l'ange Gabriel lui apparaissait sous forme hu-
maine. « Autour de lui, si ce n'est parmi ses proches, on
prenait les désordres de son intelligence en pitié quand on
ne les prenait pas en colère... Tous les témoignages s'ac-
cordent, en remontant à ceux d'Ayésha, sa femme, et de
Zeïd, fils de Thâbit, le premier éditeur du Coran, pour
constater que dans les moments où Mahomet était inspiré,
il tombait en un état extraordinaire et très effrayant. La

(1) *Procès de condamnation de Jeanne d'Arc,* déposition de frère Jean
Toutmouillé, traduction de Joseph Fabre. Paris, 1884, Ch. Delagrave.
(2) Même ouvrage, déposition de frère Martin Ladvenu.

sueur coulait alors de son front, même pendant les saisons les moins chaudes de l'année ; ses yeux devenaient rouges de sang ; il poussait des gémissements, et la crise se terminait le plus souvent par une syncope, qui durait plus ou moins de temps ; il n'aimait pas qu'on le vît en ce désordre et ses amis les plus familiers n'osaient en ce moment lever les regards sur lui. Sans reconnaître dans ces émotions singulières des attaques d'épilepsie, comme on l'a bien des fois prétendu, on peut croire que les récitations du Coran étaient toujours accompagnées pour Mahomet d'un trouble profond. Persuadé de sa mission divine, comme il l'était, il avait pu arriver assez vite à penser que Dieu même parlait par sa bouche. » Ainsi s'exprime Barthélemy Saint-Hilaire, pour repousser ensuite l'opinion de « M. A. Sprenger, qui, médecin en même temps que philologue, a consacré un chapitre presque entier à l'hystéricisme de Mahomet » (1).

Dans son impartialité, l'histoire n'a pas mieux traité le génie de César que celui de Mahomet. « César s'exposait volontiers à tous les périls, et ne se refusait à aucun des travaux de la guerre, dit Plutarque. Ce mépris du danger n'étonnait point ses soldats, qui connaissaient son amour pour la gloire ; mais ils étaient surpris de sa patience dans des travaux qu'ils trouvaient supérieurs à ses forces ; car il avait la peau blanche et délicate, était frêle de corps et sujet à des maux de tête et à des attaques d'épilepsie » (2).

N'ayant jamais été médecin, Plutarque est excusable en son erreur ; il écrivait plus d'un siècle après la mort de César, et ne le jugeait que d'après les rapports du temps passé. Nos confrères de l'époque le trompèrent sur l'état morbide du héros comme pourraient faire nos contemporains.

(1) *Mahomet et le Coran*, par Barthélemy Saint-Hilaire, in-8. Paris 1865, Didier et Ce.

(2) *Vies des hommes illustres*, de Plutarque, traduites par Alexis Pierron. Paris, 1845, Charpentier.

Toujours est-il que César montrait une grande agitation de caractère. Ses larmes coulaient aisément. « Il lisait, un jour de loisir, quelque passage de l'histoire d'Alexandre ; il tomba, après sa lecture, dans une méditation profonde, puis il se mit à pleurer. Ses amis, étonnés, lui en demandèrent la cause. N'est-ce pas, dit-il, un juste sujet de douleur, de voir qu'Alexandre, à l'âge où je suis, eût déjà conquis tant de royaumes, et que je n'aie encore rien fait de mémorable ? » La hardiesse des procédés n'arrêta jamais ses entreprises. A peine nommé consul, « il publia des lois dignes du tribun le plus audacieux. Il proposa, par le seul motif de plaire au peuple, des partages de terres et des distributions de blé. » Et qui reconnaîtra la promptitude de l'aura épileptique dans l'épisode suivant, relatif à la bataille de Thapsus ? « ... D'autres prétendent que César ne fut pas présent à l'action ; qu'au moment où il rangeait son armée en bataille et donnait ses ordres, il fut pris d'un accès de la maladie à laquelle il était sujet ; dès qu'il en sentit la première atteinte, et avant que le mal lui eût entièrement ôté l'usage de ses sens et de ses forces, il se fit porter, déjà saisi du tremblement, dans une des tours voisines, où il attendit en repos la fin de l'accès. »

En vérité, César était un tarassique illustre.

Maintenant, voici venir Socrate, si singulier dès son enfance, et durant toute sa vie, que Zénon l'Épicurien le surnomma plus tard bouffon d'Athènes. Son démon, ou esprit familier, a grandement intrigué historiens, philosophes et médecins. Toutefois, « il n'y a que quelques modernes, dit Lélut, qui, ne pouvant expliquer, ont, pour la plupart, pris le parti de nier ou de traiter Socrate d'imposteur » (1). Lélut en fait un fou.

« Socrate eut des extases, presque des accès de catalepsie... Au siège de Potidée, qui dura trois ans, pendant l'hiver, il avait marché nu-pieds, sur les glaçons, vêtu à la

_____

(1) Lélut, *Le Démon de Socrate*. Paris, 1856, J.-B Baillière.

légère, comme à son ordinaire, ce qui étonna beaucoup ses amis ou ses compagnons d'armes. L'été vient, et voilà qu'un beau jour on le trouve debout dans la campagne, regardant fixement le soleil, comme font certains aliénés frappés d'incurabilité. On va, on vient autour de lui, on se le montre du doigt. Socrate n'y prend garde. Le soir arrive; des soldats Ioniens apportent leurs lits de campagne en cet endroit, pour observer s'il passera la nuit dans la même posture. C'est ce qui eut lieu, en effet, et ce ne fut que le lendemain, au lever du soleil, qu'après avoir fait un grand salut à l'astre, Socrate se retira, à pas lents, dans sa tente, sans mot dire, et sans faire attention à ceux qui le suivaient, tout stupéfaits d'une pareille scène » (1).

L'extase de Potidée ne fut point chose exceptionnelle dans la vie de Socrate. Sans durer aussi longtemps chaque fois, cet état le prenait souvent; ainsi lui arriva-t-il le soir qu'il se rendait au souper d'Agathon. En une autre circonstance, Plutarque fait dire à Théocrite : « Un jour que j'allois chez le divin Euthyphron, Socrates montoit à mont (comme il t'en peult bien souvenir, Simmias, car tu y étois aussi) vers le lieu appelé *Symbole,* et vers la maison d'Androcydes, interrogant par le chemin tousjours et harrassant de questions Euthyphron, par manière de jeu; et lors il s'arresta tout soudain et s'appuya, demourant attentif, un assez long temps; puis s'en retournant tout court, s'en alla par la rue des faiseurs de coffres, et faist appeler ceulx de ses familiers qui étoient devant par ce que son esprit luy deffendoit d'aller par là (2). Il s'arrêtait tout court, quelquefois sans motif apparent, d'autrefois à propos d'un éternuement venu de lui ou d'un de ses voisins » (Lélut). Pour ce dernier fait, les plaisanteries sarcastiques n'ont pas été ménagées au Démon. On ne soupçonnait point alors l'influence suggestive du son sur la catalepsie, pas plus

(1) Lélut, *Du Démon de Socrate,* in-18. Paris, 1856.
(2) *Du Dæmon, ou Esprit familier de Socrates. En forme de devis.* Plutarque, traduction d'Amyot. Paris, an XI.

que celle de la lumière, qui causa peut-être l'extase de Potidée. « Cette singulière action d'un bruit intense et inattendu, dit M. Paul Richer dans ses études cliniques de la Salpêtrière, donna lieu à plus d'un accident singulier. Un jour de Fête-Dieu, plusieurs hystériques qui suivaient la procession, sont rendues cataleptiques par la musique militaire, qui, chaque année, vient, dans l'intérieur de l'hospice, prêter son concours à cette solennité. Une autre fois, l'une d'elles tombe cataleptique en entendant un chien aboyer. Une autre profite d'un jour de sortie pour aller au concert du Châtelet; trois fois pendant le cours de la séance musicale, elle est rendue cataleptique. La personne qui l'accompagnait en cette circonstance connaissait le moyen bien simple de faire cesser ce genre de catalepsie ; elle n'avait qu'à lui souffler sur le visage pour la rendre aussitôt à la vie commune et au concert » (1).

Que n'aurait-on pas conté de Socrate si l'aboiement d'un chien l'eùt immobilisé?

Poursuivre davantage l'énumération rétrospective des tarassiques célèbres excéderait les proportions générales de cette monographie. Je m'arrête donc, me bornant à indiquer pour le temps présent que l'épingle du neurologue, orientée dès l'abord par les marques irréfragables d'une agitation maladive, décèlera sans surprise mainte anesthésie tégumentaire chez les sommités politico-sociales en faveur auprès de la naïveté rurale, ou de l'alcoolisme urbain.

<h2 style="text-align:center">VIII</h2>

Eh bien, oui, concède-t-on enfin, il est vrai, l'hystérie fut souvent méconnue; est-il une seule maladie dont on n'en puisse pas dire autant ? Qui, pour cela, songe à modi-

---

(1) Paul Richer, *Études cliniques sur la grande hystérie.* Paris, 1885. A. Delahaye et E. Lecrosnier.

fier leur nomenclature? Commettrait-on moins d'erreurs après qu'avant ? On voit bien l'inconvénient qu'il y aurait à changer un nom dès longtemps accepté de tous ; les avantages possibles n'apparaissent pas avec la même évidence.

Puisque les considérations développées au paragraphe III ne constituent pas une réponse suffisante, il ne me reste plus que peu de mots à dire.

Comme toutes les personnes qui vivent dans une atmosphère déterminée, les médecins subissent l'influence de milieu jusqu'à ne pas voir que l'orbe où ils se meuvent frôle parfois le ridicule. Trop souvent ils déconcertent les profanes aux dépens de la gravité professionnelle.

Voici, par hypothèse, devant ses juges, tel auteur de crime, ou de délit, commis vers le début d'une méningo-encéphalite interstitielle chronique diffuse. Est-ce un nom ou une description complète ? C'est un nom que l'expert, homme idoine en science médicale, hésite à présenter aux magistrats. Pour parvenir à se faire comprendre, il montre l'accusé dans un état continuel de mouvement, ne tenant pas sur place, ne dormant point, marchant du matin au soir, écrivant et parlant sans cesse, puis, il se résume en le déclarant atteint de paralysie générale.

Ces petites excentricités fourmillent. Si le comique redouté du xviie siècle raillait encore, il aurait beau jeu parmi nous ; convenons-en de bonne grâce.

Mais, gardons-nous par-dessus tout de gloser utérus pour des souffrances de troupier, et croyons que la statistique médicale de l'armée saura, longtemps dans l'avenir, protéger ses tableaux contre un vocable en seul rapport d'antagonisme avec le sexe de nos soldats.

IMPRIMERIE ÉMILE COLIN, A SAINT-GERMAIN